Odile B. Collonge

Un peu de bonheur !

Edilivre

« Et si c'était ça le bonheur, pas même une promesse, juste l'instant ».

Delphine de Vigan, écrivain française

Ne coupe pas les ficelles, quand tu peux défaire les nœuds.

Proverbe indou

1

Il est midi, l'angélus appelle à la pause de la mi-journée. Sur la place, la chaleur est telle que les platanes ont du mal à respirer. Les pétunias ont, depuis longtemps, oublié la rosée du matin. Pas la moindre petite brise pour ôter la poussière.

À l'ombre des arbres sagement alignés au bord de l'église, un banc attend la venue de celui qui viendra s'y reposer de son dur labeur.

Le silence du temps de midi n'est ponctué que par quelques chuchotements et cliquetis de fourchettes et couteaux qui ont commencé la danse du déjeuner.

La porte de l'église est ouverte, l'ombre et la fraîcheur que l'on devine attirent le regard de celui qui passe. Par habitude ou bien par une force tranquille, il pénètre dans la pénombre pour s'asseoir ou s'agenouiller, le temps que la fraîcheur des murs, si épais qu'il faut du temps pour que la chaleur les traverse, apaise la fièvre de son front, où coule la sueur qui raconte sa matinée…

« J'ouvre la porte et je te devine.
À peine un pas dans Ta maison
et je sais que Tu es là.
Ton ombre se dessine déjà sur les murs.
Sérénité et silence sont les maîtres mots de ce lieu.
Quelques pas de plus et je me rapproche de Toi,
au sens propre et figuré.
Mes mots murmurés crient vers Toi et Ta puissance.
Ton amour m'envahit et me laisse inondé de bonheur.
Comme un cri dans la nuit, ma voix monte vers Toi,

le silence me répond que Tu es là et que jamais
Tu ne m'oublies.
Des effluves de bonheur m'effleurent,
et me disent que je suis bien dans la maison de DIEU.

Il lui faudra encore un peu de courage pour repartir au travail et finir la journée, au bout de laquelle se trouve le foyer et la boisson fraîche préparée par sa douce moitié.

L'angélus du soir appellera au repos, et c'est avec sérénité que le travailleur ira dîner, puis participer à la veillée sur le banc du jardinier.

Puis, après le repas du soir, il ira s'asseoir au jardin potager pour y méditer ou y raconter :

Qu'il soit tout petit dans un coin derrière la maison,
ou bien immense dans le pré d'à côté.
Il est toujours lieu de refuge pour les assoiffés de nature.

Carottes, salsifis, haricots ou petits pois sauront,
sans un mot,
écouter le jardinier et lui apporter réconfort et bonheur.

Du printemps à l'hiver, il y a toujours à faire,
bêcher, semer, butter, arroser, récolter.
Toutes les activités du jardinier se retrouvent toute l'année
sur la table du déjeuner et du dîner.

Le calendrier, en toute saison, donnera le **la !**
pour que toutes les cultures soient matures le moment venu.

La lune d'un clin d'œil ou rond, veillera à chaque quart,
que chacun donne sa part.

Dahlias et glaïeuls mettront de la couleur
en bordure du potager et fleuriront la tablée.

Le soir venu, sous l'arbre fruitier,
le jardinier serein méditera sur la journée passée,
et racontera à ses enfants,
l'histoire des légumes du potager.

Il sourit à la perspective du week-end prochain, familles et amis vont venir pour la fête du village, il se souvient de l'année dernière et s'amuse à imaginer la prochaine journée :

Sur la place du village, il fait chaud. Pas trop chaud, juste ce qu'il faut pour oublier la froidure de l'hiver.

Un jeu de marelle est dessiné sur le sol. Les craies de toutes les couleurs le font chatoyer de rose et de bleu. Le temps que les petites filles se lassent d'un autre jeu, d'une envie soudaine, viendront le caresser du regard, avant de lancer d'un geste souple et habituel le galet, qui glissera entre terre et ciel. Pour le plus grand bonheur de ces demoiselles.

Sur la place du village, il fait chaud. Pas trop chaud, juste ce qu'il faut pour oublier les rigueurs de l'hiver.

Ces messieurs se préparent pour une partie de boules, après la sieste bien méritée du début d'après-midi. Deux par deux, les équipes se forment, plaisanteries et rires sont déjà de la partie. Le cochonnet n'aura plus de repos tant que ces messieurs n'auront pas joué la belle.

Sur la place du village, il fait chaud. Pas trop chaud, juste ce qu'il faut pour oublier la bise de l'hiver.

Les garçonnets ne joueront ni à l'un ni à l'autre, ils sont bien trop grands pour jouer à ces jeux d'enfants. Le choix se porte sur le jeu de quilles, voilà un jeu d'homme se disent-ils au creux de l'oreille, avec des éclats de rires.

Sur la place du village, il fait chaud. Pas trop chaud, juste ce qu'il faut pour oublier la fraîcheur de l'hiver.

Il faudra la fin d'après-midi, pour que jeunes et moins jeunes se retrouvent pour partager, dans la lumière chaude et orangée des crépuscules d'été, le casse-croûte du dimanche soir qui laissera en mémoire de quoi avoir le sourire en tête, jusqu'au prochain jour de fête.

Quelle chance se dit-il d'avoir cette belle place au centre du village :

On peut dire que c'est une belle place. Ni trop grande, ni trop petite. Entre carré et rectangle. Elle est bordée d'arbres, ce sont des platanes. Il faut la voir les jours de fête, se parer de guirlandes et de lanternes. La place aime se faire belle, pour accueillir tous les villageois qui se presseront pour chanter ou danser, sur le plancher.

Que l'on soit en hiver ou bien en été, il y a toujours quelques passants pour s'attarder et bavarder. Pas de voitures pour les déranger, juste les piétons qui vont et viennent du boulanger au boucher, trouvant le moindre prétexte pour s'arrêter.

Tous les mots sont dits dans ce lieu de passage : la peine et la joie pour toutes les âmes, sont traduites par les larmes ou le sourire. Peu importent les âges. C'est la vie qui va et qui vient et qui laisse des traces dans le cœur de chacun.

De part et d'autre de la place, la mairie et l'église, entre la prière et la loi, quelques mètres à peine. À chacun son choix, mais un jour ou l'autre, du premier cri au dernier soupir, il passera par la place pour aller vers le curé ou la mairie.

Il regarde autour de lui et sourit de bonheur, le crépuscule, à patte de velours, a fait son arrivée dans le jardin avec les sons de la nuit qui, tout doucement, estompent ceux de la journée.

Le silence est d'or.
La parole est d'argent.

De la ville à la campagne.
De la mer à la montagne.

Qu'il est doux le silence,
aux doux reflets des couleurs de nos campagnes.
Qu'il est chuchotant au creux de la nuit, dans le centre-ville.
Qu'il est berçant au rythme du ressac sur la plage.
Qu'il est résonnant sur le flanc de la montagne.

Il saura calmer ou bien angoisser
selon si l'on sait écouter
avec ses oreilles ou bien son cœur.

Seul le bruit du vent,
seul le bruit de la pluie,
seul le bruit lointain d'une turbine,
seul le bruit d'un avion dans les nuages,
peut réveiller le silence.

Le silence est discret et timide,
car toujours un son se manifeste,
à l'instant où tout se tait,
la vie reprend toujours la partie.

Le silence et sa douce résonnance
ne sont perçus que dans le silence.

Fais silence en toi,
et ainsi vibrant de tous les silences,
tu t'éveilleras à la plénitude
de ton intérieur.

Il est presque l'heure d'aller se coucher, femme et enfants sont déjà au lit, demain une nouvelle journée, mais c'est demain… Il s'accorde encore quelques instants, fait le tour du jardin, arrose un carré de légumes oublié. Écoute les oiseaux de nuit commencer la ronde du soir. Le martinet pousse des petits cris perçants avant d'aller nourrir une dernière fois ses petits, blottis au fond du nid bâti sous la remise. La chouette chuinte doucement, perchée sur le peuplier, les chauves-souris grincent et, à l'aveugle, tournent dans tous les sens pour s'orienter vers leur pitance de la nuit. Le grillon craquette joyeusement avant que ne passe dans quelques jours la faucheuse et que s'élève dans l'air la bonne odeur du foin coupé. Le renard glapit dans le lointain à la recherche du lapin imprudent, ayant perdu son chemin.

Dans le ciel étoilé se lève la lune ronde et brillante qui vient éclairer d'un dernier rayon le pas du jardinier, qui ne sait pas que dans le bois d'à-côté, Lutins et Farfadets danseront autour du chêne sacré, là où coule la source qui, d'un air cristallin, enchante les êtres mystérieux.

Le marchand de sable est passé, silence sur la maisonnée endormie.

La forêt, si belle et si calme, cache bien des mystères,
de l'aube à la tombée de la nuit et du crépuscule à l'aurore.

Rien ne bouge et tout bouge,
instant magique ou derrière chaque brindille
le moindre petit insecte construit sa vie au fil des saisons.

Le cerf, majestueux,
passe fièrement devant sa conquête d'un soir
et d'un pas nonchalant s'éloigne en guettant le tout-venant.

Le lapereau insouciant saute et cabriole

sous la ramure de la cathédrale, aux couleurs de la nature,
pendant que sa mère grignote quelques brins de luzerne.

Un éclair roux passe d'une cime à l'autre,
bondissant de branche en branche,
c'est l'écureuil, tout à son aise.

Un scintillement entre deux troncs d'arbre,
Plouf ! Splash ! Gloup !
C'est le ruisseau qui s'élance, entre deux rives escarpées.

Le soir venu,
les oiseaux de nuit prendront possession de la forêt,
pendant que le renard partira à la chasse
de quelque nourriture, pour son ventre affamé.

La mésange bleue, la bergeronnette,
le rouge-gorge et la fauvette
iront se blottir dans les taillis, pour toute la nuit.

Rien ne bouge et tout bouge, instant magique où derrière
chaque brindille,
la puissance du créateur a fait de ce lieu,
un paradis de verdure.

2

Au petit matin, pas une seule trace de ce qui a pu se passer pendant la nuit. Les reflets du soleil levant effacent d'un doigt d'aurore, la palette de la nuitée.

Les volets claquent, le rire des enfants encore un peu endormis se mêle au bruit du petit déjeuner.

En tout premier, ne pas oublier de se lever.

En second, se lever du bon pied.

En tertio, se donner un peu de fraîcheur sur le nez.

En quarto, pyjama ou nuisette seront bien proprets.

Puis, humer l'air en ouvrant les volets,

savourer, déguster, l'air frais du matin.

En été, laisser la fenêtre ouverte,

en hiver, les rideaux resteront sur le côté.

Si l'on est en week-end, faire des projets de marche à pied

ou de balade au marché.

S'installer devant un bon petit déjeuner,

préparé par soi-même ou sa moitié.

Ce n'est pas la quantité qui fait le matin,

C'est le plaisir de le déguster en commun.

Ne pas traîner devant sa tasse ou son bol,

aussitôt les tartines avalées, prendre le temps de respirer.

Puis aller se doucher,

pour actionner les projets de la journée.

Et ne pas oublier,

de guetter les effluves de bonheur.

Une nouvelle journée débute, de quoi sera-t-elle faite ?, se dit le père de famille. Il s'approche de la fenêtre :

J'ouvre ma fenêtre, et je vois le pré de la voisine,
où paissent doucement Marguerite,
Doucette et leurs copines,
broutant, ruminant, tranquillement.

De-ci de-là, les tourterelles volettent
et roucoulent à 'toutes' becs,
pour dire bonjour au soleil, qui se lève dans le lointain.
C'est d'un œil assuré qu'elles vont repérer et picorer
insectes et graines des champs,
puis finir dans la cour de l'Augustin.
Le chat noir et blanc flâne dans le champ d'à côté,
pour chasser souricettes et sauterelles,
avant d'aller s'étirer dans un rayon de lumière
et déjà faire une sieste.

Le cri joyeux des enfants résonne avant d'aller à l'école,
cartable sur le dos, livres et cahiers en compagnie du goûter.
Dans la classe, apprendre à lire et compter,
jouer dans la cour de récré.

Dans le jardin potager,
mon amie Edith,
déjà à l'ouvrage, ramasse ses légumes pour le repas de midi,
une bonne potée pour toute la tablée de la famille réunie.

Au loin,
entendre le bruit des autos qui passent
qui, d'une roue rapide, vont jusqu'à la ville.
Les passagers, à la mine morose,
vont s'enfermer dans leurs bureaux.
Peut-être auront-ils la chance, pendant le temps de midi,
d'aller déjeuner à la terrasse d'un café.

Et moi, pendant ce temps, je regarde par ma fenêtre
et je vois le pré de la voisine.

Aujourd'hui, c'est jour de congé pour lui, il aime prendre le temps de profiter de sa famille. Un jour au milieu de la semaine lui donne des forces pour accomplir son devoir d'époux et de père de famille. Après avoir embrassé sa tendre Mathilde, il sort inspecter la basse-cour.

Les poulettes caquettent, picorent et explorent
chaque coin de la courette,
coups de griffe dans le fumier, pour nourrir toute la portée.

Les porcelets grognent à tout vent,
frottant leur nez, sur la terre mouillée,
pour trouver de quoi se goinfrer.

Les dindonnes glougloutent en regardant de tous côtés,
juste histoire de voir si rien de nouveau n'arrive.

Les canards affolés coin-cointent,
dans la mare,
affolés par tout ce tintamarre.

Il poursuit son chemin et part glaner quelques fruits de la nature, qui complèteront le garde-manger.

De toutes parts aux abords du chemin,

le cliquetis et le gazouillis des oiseaux des bois,
envahissent mes oreilles, et m'envoient dans mon émoi :
des effluves de bonheur.
Passereaux et mésanges de tous genres,
chantent le refrain si connu, des maîtres de ces bois.

Les lézards aux reflets gris et vert,
se dorant au soleil, se faufilent à l'abri,
dans un bruit de feuillage à mon passage.
Et c'est d'un œil craintif qu'ils refont surface,
dès que mon ombre ne fait plus de bruit.

Peu d'insectes en ce mois-ci,
l'air frisquet les éloigne encore, des quelques rayons de soleil,
venant hardiment nous faire croire que l'été est presque là.

Une poussière de nature, accrochée à un voile d'araignée,
nous donne l'air de ce petit air frais.
Balancée de droite et de gauche,
au rythme du vent d'Est,
elle est bien accrochée à la toile de soie.

Le sentier qui mène au bois,
respire une douce sérénité,
et me met des idées plein la tête.

De ci de là,
La source souterraine colle à mes souliers,
et d'un joli verni, fait briller le sentier.
Plouf ! Splash ! Gloup ! Plouf ! Splash ! Gloup !
Ce joli tintamarre est la symphonie du ruban cristal,
qui, caché entre les arbrisseaux,
dé-soiffe les hôtes de ces bois.
Ruisseau de Larny est son nom,

presqu'il déborde, tellement Madame La Pluie le nourrit.

Couché sur le côté, un chêne majestueux expire,
on croirait qu'il n'est plus, alors qu'insectes et musaraignes
viendront s'abriter entre ses branches, qui embrassent le sol,
et ainsi lui donner une nouvelle vie.
Même à terre il impressionne,
le roi des bois s'est incliné devant le souffle d'Eole.
Et maintenant, inéluctablement soumis à ceux qui passent,
il espère que d'un geste ou d'un regard,
on lui rende hommage.

De toutes parts au bord du chemin,
le cliquetis et le gazouillis des oiseaux des bois.
Passereaux et mésanges de tous genres,
chantent le refrain si connu des maîtres de ces bois.
Moult fois je reviendrai,
afin que sans fin, je me remplisse l'âme :
d'effluves de bonheur.

Son panier est plein, baies et fruits des bois, ainsi que quelques champignons, vont lui permettre de faire fricassées et confitures. Il regarde le soleil et se dit qu'il a encore le temps de flâner près du ruisseau.

Plouf ! Splash ! Gloup ! Plouf ! Splash ! Gloup !
Plouf ! Splash ! Gloup ! Plouf ! Splash ! Gloup !

Le ruisseau chante,
se faufile et s'insinue entre les racines.

Son murmure se fait entendre de loin.
Galopant et chuintant le long du chemin :
chllchllchllchllchllchllchllchllchll.

De toute part l'eau jaillit et éclabousse la mousse

à vouloir en toute hâte rejoindre le lit du Larny.

De toute force entre branches égarées et amas de feuillages,
il passera par-dessus ou dessous.
Créant cascades et doux fracas.

Se faufilant entre champs et prairies.
Roches et orbes l'obligeant à suivre le chemin de son destin.

Léger frémissement du ruisselet,
qui l'été venu,
musique douce et rafraîchissante, s'éteindra doucement,
pour ne revenir qu'avec les averses d'automne.

La magie du lieu lui a fait oublier l'heure. Il est presque 11h, il est temps pour lui de rentrer à la maison, pour aider sa tendre épouse à finir de préparer le déjeuner, avant que les enfants ne rentrent de l'école. Ces petits affamés mordant à pleines dents dans la vie que leur offre chaque jour, le soleil du bonheur.

Il se souvient quand il était enfant, avec son frère et sa sœur, les jeux de plein air étaient souvent au programme :

Au temps de l'été, nous prenait souvent l'envie de construire une cabane. L'ombre du peuplier nous accueillait sur un tapis de verdure, avec le matériel : tonneaux en bois, couvertures usagées, planches presque inutiles. Des heures durant, monter, installer, inventer. Architectes en herbe au plaisir sans fin, nous prenions notre temps car le chantier fini, l'ennui n'était pas loin.

*

* *

Ruisseau de mon enfance, Lafont on t'appelait, au creux

d'un pré tu coulais.

Nous étions trois enfants, parfois cinq quand les copains nous rejoignaient.

Les jeudis pas d'école, bottes aux pieds et bonnet sur la tête, nous bâtissions des barrages. Mottes de terre en tout genre faisaient l'affaire pour construire notre muraille.

Des heures durant, par tous les temps à jouer au bord de l'eau, le nez et les mains rougis par le froid, nous étions heureux.

À l'heure du 4 heures, nous désertions le chantier, pour aussitôt y retourner, jusqu'à la nuit tombée. Le torchon à la fenêtre, nous signalait le retour à la maison.

*
* *

Au temps des vacances, balade chemin des Teyssonnières pour le goûter. Maman nous accompagnait panier à la main, garni de pain, chocolat, fromages et limonade. Nous allions d'un bon pas. Sauter, courir, escalader, avec insouciance tout à notre joie d'enfants de la campagne. Fruits sauvages à l'amertume et à la douceur unique, de ce temps de l'enfance. Couleur, odeur, nous enivraient de bonheur. Goûter partagé, délice de l'instant sur un tapis d'herbe sauvage.

Les enfants, son épouse et lui-même prennent place autour de la table de la pièce à vivre et c'est avec gourmandise que tous ensemble, ils commencent à manger. Entre deux bouchées, il fait une comparaison entre sa famille et celle de Jésus, il y a deux millénaires, quelle différence…

Quotidiennement invoqué depuis plus de deux mille ans,
le nom du Fils contient celui du Père,
puisque Jésus provient de l'hébreu yeshoua,

c'est-à-dire : Dieu sauve.

C'est le fils de la jeune Marie,
sans hésitation : L'Immaculée Conception.
C'est bien elle, la mère du fils de Dieu.

Joseph son époux, sans rien dire a suivi.
Même si au fond de son cœur, il n'a pas tout compris.
Il sait que l'on ne peut dire non, à celui qui vient de Dieu.
Discret et attentif, veillant quotidiennement sur ce fils qui
lui est parvenu, de façon inattendue.
Voyage et courage pour la Sainte Famille.
Qui au fil du temps construit sa maison,
autour de Jésus Enfant.

De Bethléem à Jérusalem et passant par Nazareth,
que de fois,
Jésus fit du souci à ses parents.
Mais comme il le dit si bien lui-même :
« Ne savez-vous pas,
que je me dois aux affaires de mon Père ? ».
Et c'est humblement qu'ils courbent la tête,
pour mieux la relever devant la Gloire de Dieu.

Si depuis deux mille ans son nom est si souvent prononcé,
c'est qu'il est : miséricorde et bonté.

Heureux Joseph, voilà *un beau cadeau* que lui a fait le Tout-Puissant, certainement pas facile à vivre tous les jours. Mais en ce temps-là, le respect de Dieu était vécu au quotidien. Le père nourricier du Christ, fidèle et droit dans ses sandales, a su accompagner Marie dans sa dure mission : élever le fils de Dieu !

Les enfants sortent de table pendant que les parents

prennent le café et, en attendant que celui-ci refroidisse un peu, Mathilde raconte pour la énième fois à son mari, combien elle a aimé son école.

À l'école Notre-Dame nous allions à pied,
aller-retour sans soucis matin, midi et soir.
Du printemps à l'hiver, il me semble que c'était hier,
nous allions chaussés, habillés chaudement,
jouer et apprendre.
La cour immense et bordée d'arbres,
nous a vus jouer à tous les arts,
marelle, corde à sauter, balle, etcetera.
La classe plus ardue, des maîtresses si patientes.
Mesdemoiselles Simone et Josiane,
sœurs Emilie et Marie-Reine,
que sont-elles devenues ?
La magie des mots apprivoisés au fil des classes,
me fera dévorer tous les livres.
L'été, plus d'anorak, la blouse suffit, ça sent les vacances,
un bouquet de fleurs à la main pour sœur Marie-Reine,
me fait sautiller de joie.
Cerises et fleurs de tilleul,
que du bonheur à les cueillir pour les sœurs !
Finie l'école, c'est la kermesse,
adieu maîtresse, copains, copines
nous nous retrouverons à la rentrée prochaine,
avec de nouveaux cahiers,
que nous remplirons avec allégresse.

Il est 13h15, les enfants reprennent le chemin de l'école après avoir embrassé leurs parents. Quelques taquineries résonnent dans l'air qui, semble-t-il, tourne à l'orage.

Le soleil brille.
Tout est calme, trop calme.
Pas d'abeilles qui bourdonnent,
pas de papillons qui voltigent.

Soudain, une feuille frémit,
les nuages se mettent à courir dans le ciel,
le souffle des Anémoi soulève la poussière.

Le soleil se cache,
l'air devient jaune et gris,
le tonnerre résonne,
des éclairs zèbrent l'horizon,
de grosses gouttes s'écrasent sur le sol,
les fleurs s'inclinent, les arbres ploient,
la girouette a perdu la tête,
c'est la tempête.
Tout n'est que pluie et vent.

Longtemps après, enfin, tout se calme.
Le paysage reprend vie, tout doucement.
Les arbres s'égouttent,
les pétales flétris pleurent à petites gouttes.
Quelques branches sont égarées çà et là.
Une hirondelle traverse le ciel, une autre chante.
Le paysage brille de mille diamants.
Flotte dans l'air, un air de renaissance.

Il sort faire le tour de la maison et du jardin pour repérer les éventuels dégâts, la maison est solide, rien n'a bougé, pas même une tuile. Dans le jardin et la cour, les fleurs sont tristes, les légumes se redressent vaillamment et sont restés fiers, les racines solidement plantées dans le sol.

Un vieux pommier a expiré en se couchant sur le côté,

plus assez de force pour résister au souffle violent de toutes les puissances de la nature. Il ne sera pas abandonné, l'égoïne sans le blesser davantage, l'enverra entre les doigts de l'artiste, et deviendra personnages ou animaux pour la crèche de Noël et la maison de poupées.

À quelques mètres de lui, un jeune pommier lui fait signe, il agite ses branches doucement sous l'effet de la légère brise. Encore dans son adolescence, il recevra bientôt la greffe qui fera de lui un pommier digne de sa lignée, dont les fruits garniront le cellier ou deviendront compotes et confitures.

Les enfants vont bientôt rentrer de l'école et auront faim. Avant devoirs et petits travaux du soir, il leur faudra reprendre des forces. Mathilde a dû préparer de quoi réconforter petits et grands.

Il est 4 heures !
C'est le quatre heures :
Le goûter fait de pain et de chocolat.
Pour le 4 heures :
Le goûter fait de pain et de beurre
il paraît qu'il y a plus de beurre que de pain.
À l'heure du 4 heures :
Le goûter fait de pain et de vache qui rit
avec un verre de jus de cassis.
Quel délice !

*

* *

Du sucré ou du salé ?

Le salé, c'est pour le casse-croûte du matin
Le sucré, c'est pour les après-midis sans fin.

Fromages et saucissons, en attendant le repas de midi.
Chocolats et tartelettes, pour le milieu de l'après-midi.

Devant la cheminée, instant si précieux,
Pique-nique improvisé et délicieux.

Car à l'heure de la sieste, l'odeur des gaufres chaudes
Ondule jusqu'aux narines endormies.

Est-ce bien raisonnable de rêver à toutes ces calories ?

Dans quelques heures, une journée de plus qui prendra fin, pas de regret, pas de remord, tout a été fait comme cela devait l'être. Homme, femme et enfants iront prendre un repos bien mérité, l'esprit en paix.

Dans quelques heures, la nuit envahira chemins, jardins et forêts.

La forêt, si belle et si calme, cache bien des mystères, de l'aube à la tombée de la nuit et du crépuscule à l'aurore.

Le chat mystérieux, d'une patte légère et douce, ira épier la nuit et ses mystères.

Le chat, Patte de Velours, aime sortir la nuit.
Le chat maraude aux quatre coins de la forêt.
Lutins et farfadets le connaissent bien.
Parfois le chat danse sous la lune orangée.
Ses yeux dorés reflètent ce que les hommes
ne peuvent voir.
Le chat aime les mystères de la nuit.

Le chat est le gardien de bien des secrets.
Au petit matin, d'un air innocent, le chat ira laper son lait,
avant d'aller faire une sieste.
Et de rêver à bien des mystères…

3

Avant que ne vienne l'automne et ses multiples camaïeux de jaune, brun et orangé.

Avant que les châtaignes ne viennent brûler les doigts des gourmands impatients.

Tant que les derniers rayons de soleil permettent encore d'aller se balader dans la forêt, le nez rougi par la fraîcheur de l'air.

Avant que le jardinier ait planté les derniers semis d'automne.

Avant que les enfants aient encore grandi.

Avant que ne vienne l'hiver prochain et ses rigueurs, même si les hivers de ce nouveau millénaire sont moins rudes que ceux des dernières décennies

… se souvenir encore et toujours, des joies de l'enfance.

Belle, belle neige,
tombe, tombe neige.
Flocons, jolis flocons,
cachez cette vilaine terre brune et sale.
Votre blanc immaculé fait paraître
tout plus grand, plus beau, plus limpide.

Dans l'air transparent résonnent les cris des enfants.
Surgit un petit homme tout rond et blanc,
dans son habit de neige,
les bras : deux branches, les yeux et le nez : trois cailloux,
c'est le bonhomme de neige.
Le bonhomme de neige n'a jamais froid,

puisque son habit est fait de neige.
Tombe belle neige, emplis nos cœurs de joie.
Jolis flocons, que votre douceur et votre légèreté
soient notre plaisir.
Quand viendra le printemps,
nous ne te regretterons pas, et bien vite nous t'oublierons,
l'herbe verte et le soleil te refouleront
au temps des souvenirs,
mais quand reviendra le temps de tes jolis flocons,
c'est avec plaisir que nous t'accueillerons.

Avant que la journée de ces prémices de l'été ne se termine, avant d'aller se coucher, avant de s'endormir, penser à guetter toujours et encore, les effluves de bonheur.

Chemin faisant, un effluve de bonheur me surprend,
caché derrière un arbre, une maisonnette ou un nuage rose.
Chantant au soleil de l'aurore,
Poursuit sa route jusqu'au crépuscule.
Bonheur inattendu, toujours surprenant,
au milieu de la grisaille.

Effluves de toutes les couleurs, à l'odeur de printemps.
Que l'on soit en décembre ou bien en avril,
Que du bonheur, de humer les effluves de bonheur !

Des étoiles brillent dans mon cœur.
Que de joies à recevoir ces petits bonheurs !

Quelques minutes à peine, parfois un peu plus,
juste de quoi s'ouvrir à une énergie nouvelle.

Avant tout… Ne pas oublier de dire : Merci.

Qu'il est doux de prier le Christ.
Qu'il est doux de se confier à Lui.

Combien de tendresse, Il nous donne dans ces moments-là.
Combien de réconfort Il nous apporte
et nous porte jusque-là.
Quand tant de fois, nous appelons vers Lui.

Tout cela ne se calcule pas en nombre, ni en temps,
Mais en mots tout simplement.

Car tous les mots que nous Lui adressons,
par millions, de par le monde,
même s'il ne semble pas, sont bien entendus par Lui.
De jour comme de nuit,
de l'hémisphère nord au sud.

Du matin jusqu'au soir,
demandes et supplications
et même des mercis
montent vers Lui.

Il faut bien lire,
ce que Saint Marc a écrit :
« Vraiment tout ce que vous demanderez,
croyez que vous l'avez déjà reçu, cela vous sera accordé ».

De toutes les couleurs sont les mots de notre prière,
pour le Dieu unique que nous respectons et aimons,
il n'y a pas de limite à son Amour Gratuit.

Qu'il est doux de prier le Christ,
qu'il est doux de Lui dire Merci.

Quelques effluves de bonheur !

A toi mon amie

Mon amie :

Tu es lumière du Christ

Qui éclaire le chemin.

Chemin qui conduit

Vers les âmes en peine,

De jadis et d'aujourd'hui.

Tu as lumière dans ton regard,

Sur tes lèvres, les mots qui apaisent,

En tes mains les ondes qui soignent.

Pascale est ton prénom,

C'est le nom d'un jour de fête :

Celui de la Résurrection, du fils de Dieu.

Soir de juin

Comme un baladin, sur le bord du chemin.
Trotte dans ma tête, un air de fête.
L'air du soir me donne l'espoir
Qu'un jour viendra, où tu seras là.
Avec les mots doux,
Les mots de tous les jours,
Qui diront la tendresse et les caresses.
L'âme apaisée, du passé simple et composé.
Comme un baladin, sur le bord du chemin,
Les senteurs du soir, donnent l'espoir,
Du futur qui murmure, les chants d'amour, de tous les jours.
Au fil du temps qui passe,
Qui passe…

Éphémère

Éphémère,

Je m'appelle Éphémère.

L'âme qui devait venir m'habiter n'était pas encore venue,

Il lui fallait attendre encore quelques mois,

avant de choisir le corps dans lequel elle aurait vécu.

L'imagination avait fait son chemin,

il lui faudra maintenant lui laisser le temps,

Le temps de partir vers d'autres horizons,

étincelant de ciel bleu.

Cet amour naissant restera au firmament,

telle une étoile étincelante.

Message d'un ange de passage

Le chant de Dieu

Stridulation du merle et gazouillis du matin :
sont chant de Dieu.

Rayon de soleil se faufilant entre les nuages :
est chant de Dieu.

Sourire imprévu : est chant de Dieu.

Musique au coin de la rue :
est chant de Dieu.

Plaisir des retrouvailles :
est chant de Dieu.

La vie est-elle chant de Dieu ?

« L'effort des Hommes, tout au long des siècles,
pour adoucir et améliorer leurs conditions de vie,
est sans aucun doute, dessein de Dieu ».

Du matin jusqu'au soir, et du soir au matin,
Osons rendre grâce pour les bienfaits du Créateur.

Même si parfois la voix de Dieu
nous paraît tristesse et mystère.

Les canards

Les canards de l'étang
accordent leurs chants
au son des contrebasses
et autres clarinettes de l'orchestre.
Les grenouilles font les chœurs
car elles connaissent par cœur,
la chanson des soirs d'été.
Le public, toute ouïe,
s'apprête à les applaudir.
Au rythme des soirs d'été.

Pour toi Marie

Ô Marie pleine de grâce, je te salue.
Tu as dit oui !
Tu as accepté d'être la mère du fils de Dieu.
Et par ce oui,
Tu es la mère de toute l'humanité.

Que serions-nous sans toi ?
Sans l'oreille d'une mère, attentive et pleine de tendresse.
Il t'a fallu endurer les soucis d'une maman,
Ta bouche s'est crispée plus d'une fois,
Tu as vu ton fils prendre tous les risques,
Afin de faire connaître :
L'Amour du Père.

Jamais le doute ne s'immisça,
Car tout au fond de ton cœur : La confiance.

Tes larmes ont coulé et coulent encore,
pour laver la trace de nos péchés.

Et c'est sans fin que tu nous interpelles,
Afin de prier toujours et sans fin, la miséricorde de Dieu.

De par le monde, le reflet de la lumière
de tous les cierges allumés en ton nom,
Est une preuve de l'amour que chacun met,
en sa maman éternelle.
Ton endormissement accordé par le Tout-Puissant est un
cadeau Infiniment gratuit,
de la part de celui qui sait :
Que le baiser d'une maman est le plus doux des cadeaux.

Chez mes grands-parents

(Pépé et mémé à nous)

Au jardin

Jardin de mes grands-parents.
Soleil, bourdonnement d'insectes, silence, calme et bien être.
Assise sur une marche d'escalier, je joue à la dînette.
Pomme de terre crue, que je déguste à petits bouts.

Jardin de mes grands-parents.
C'est l'heure du goûter des poules, deux boîtes de blé, une boîte de maïs.
Une poule et un poulet se distinguent, Brigitte et Pioupiou les si bien nommés.
Les œufs ramassés chaque jour sont rangés dans des casiers à jours.

Jardin de mes grands-parents.
Assis sur le banc, à l'ombre de l'abricotier.
Fruits, si doux et si tendres.
Saveur jamais retrouvée.

Jardin de mes grands-parents.
Arrosoir en zinc blanc pour mouiller à l'eau de pluie,
Carottes, haricots, salades, petit pois et radis.

Jardin de mes grands-parents.
Tilleul au doux parfum.
Les fleurs sècheront dans les chambres inoccupées.
Des infusions nous boirons.

Jardin de mes grands-parents.
Lilas au fond de la cour.
Labyrinthe ou maison.
Il fleurit à foison.

Jardin de mes grands-parents.
Peuplier italien, planté de la main, de Claudius Charvolin.
Foudroyé 60 ans plus tard, quel dommage.

La maison

Maison de mes grands-parents.
Si loin et si proche.
Grange et remise,
Pour jouer avec mes cousines.

Maison de mes grands-parents.
La cuisinière à bois,
Réchauffe mains et pieds, quand il fait froid.

Maison de mes grands-parents.
Grenier presque vide, escaliers dangereux.
Espace de jeux juste un peu.

Maison de mes grands-parents.
Buanderie, lieu magique. Lessive d'antan, lessive d'avant.
Pièce endormie, qui nous suffit les jours de pluie.

Maison de mes grands-parents.
Étable des chèvres, devenu atelier de Jean-Guy.
Établi bien garni, devenu étal de marchandises,
Pour jouer à l'épicerie.

Maison de mes grands-parents.
Annexe de la maison, cuisine de l'arrière-grand-mère.
Bonheur de jouer à notre aise, à la dînette.
En haut, deux chambres où l'on dort pour de faux.
Notre mémé s'inquiète de ce que l'on fait.
Annexe de la maison.
Il y a quelques décennies,
Nous servait de maison, pour de vrai.

Des recettes du bonheur !

Recette pour sourire

Se lever le matin,
avec 1 kg de bonne résolution.
Prendre de quoi émincer, émonder, désosser.
Puis saisir le moindre prétexte,
pour lier et barder les idées noires.
Ensuite, tourner énergiquement tous les ingrédients roses,
et surtout ne pas en faire une salade.
Mais un soufflé,
qui gonflera tout doucement dans la journée.
Laisser revenir sans modération, les couleurs du bonheur.
Attention à ne pas laisser macérer, ni mariner,
de crainte que cela ne tourne au vinaigre.
Prélever sur le premier kilo, cinq cents grammes de positif
et les joindre aux couleurs, pour déglacer l'ambiance.
Une fois le tout bien mélangé et cuit à point,
toutes les heures, prendre une part de la préparation,
Pour entretenir le feu,
sous la décision de garder le sourire.

Idée + :

À saupoudrer autour de soi, pour partager avec ses amis et les convives imprévus.

Recette pour écrire

Prendre une bonne mesure de concentration,
puis une grosse lichette d'imagination,
se saisir d'une belle page blanche,
et d'un stylo, garni d'une belle encre.
Toujours avoir dans son atelier d'écriture,
un dictionnaire et un Bescherelle.
Commencer à débrider son imagination.
Garnir son texte, avec tous les verbes,
adjectifs et noms communs que l'on a en sa possession,
et laisser les mots revenir au bout de sa plume,
autant de fois que l'on veut.
Une fois le tout bien assaisonné, laisser décanter, si besoin.
Ecumer les mots en trop, si ce n'est pas assez fluide.
Puis garnir un carnet ou un ordinateur avec le résultat.
Partager sans modération.
Si certains convives trouvent le texte trop sucré,
ne rajouter ni sel, ni poivre.
Car les goûts sont à chacun,
ce que les couleurs sont à la nature.

Recette pour se faire plaisir

Choisir un après-midi de semaine ou bien de week end.
Seule ou accompagnée de ses copines ou de ses cousines
prendre la poudre d'escampette.
La carte bleue ne restera pas à la maison,
pour de bonnes raisons.

Il y a plusieurs choix, selon le goût de chacune :

Un après-midi de shopping
ou une partie de tennis ou bien un cours de training.

S'offrir un en-cas sur une terrasse,
qui sera suivi d'un massage et d'un soin du visage.

Un cocktail sur la plage, ce n'est pas un mirage,
mais bien un après-midi avec tous ses avantages.

Rêver au lendemain où se profile une matinée au lit,
à dormir ou un bon livre à lire.

Le dernier film dans une salle obscure,
à rire ou pleurer ou encore se cacher les yeux.

Balade dans la campagne pour s'aérer la tête
et mieux faire la fête.

Ne pas culpabiliser de se faire plaisir avec une pâtisserie,
mais tout simplement en rire.

Ne pas hésiter à se resservir une fois par mois,
laisser derrière soi les soucis et les émois,
car il faut penser à son moi,
pour mieux t'aimer Toi.

Recette pour faire de beaux rêves

Pour ne pas compter les moutons dès la tête sur l'oreiller :
Tout d'abord ne pas trop regarder la télé
et ne pas prendre de café.
Le dîner sera léger et pas trop arrosé.
Éloigner stress et mots troublants et tout doucement organiser sa soirée.
Prendre un verre de lait à vingt degrés,
avec une cuillérée, juste un peu miellée.
Se faire belle et fraîche pour un massage par l'être aimé
si l'on a son homme à sa portée.
La chambre sera simple et pas encombrée
et dans la semi-obscurité,
et sera ni trop chaude, ni trop froide.
Si besoin un peu de musique douce pour se bercer,
et le lâcher-prise arrivera par surprise.
Fermer les yeux, dès que Morphée se glisse au bord des cils.
Tout doucement les rêves viendront porter les messages
bien au-delà de la pensée.

Idée + : à partager avec son amoureux… sans modération.

Marcy l'Etoile, juillet 2016

Remerciements

Un très grand merci à mon amie Dominique Rittaud, pour son aide et ses conseils.

Merci au père Jean Peycelon, à qui je dois d'avancer depuis 10 ans.

Merci aux ateliers d'écritures d'Isabelle Sarcey, qui me permettent de réaliser un rêve de toujours : *écrire des histoires.*

Une pensée pleine d'amour pour Anne Marie, ma mère spirituelle.

Cet ouvrage a été composé par Edilivre

175, boulevard Anatole France – 93200 Saint-Denis

Tél. : 01 41 62 14 40 – Fax : 01 41 62 14 50

Mail : client@edilivre.com

www.edilivre.com

Tous nos livres sont imprimés
dans les règles environnementales les plus strictes

ISBN papier : 978-2-334-20814-7

ISBN pdf : 978-2-334-20815-4

ISBN epub : 978-2-334-20813-0

Dépôt légal : janvier 2017

Imprimé en France, 2017

www.ingramcontent.com/pod-product-compliance
Lightning Source LLC
Chambersburg PA
CBHW070654041126
54327CB00009B/494
9782334208147